BEI GRIN MACHT SICH IHR
WISSEN BEZAHLT

- Wir veröffentlichen Ihre Hausarbeit,
  Bachelor- und Masterarbeit

- Ihr eigenes eBook und Buch -
  weltweit in allen wichtigen Shops

- Verdienen Sie an jedem Verkauf

Jetzt bei www.GRIN.com hochladen und kostenlos publizieren

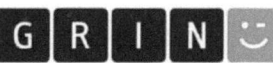

Bibliografische Information der Deutschen Nationalbibliothek:

Die Deutsche Bibliothek verzeichnet diese Publikation in der Deutschen National-
bibliografie; detaillierte bibliografische Daten sind im Internet über http://dnb.d-
nb.de/ abrufbar.

Impressum:

Copyright © 2008 GRIN Verlag, Open Publishing GmbH
Druck und Bindung: Books on Demand GmbH, Norderstedt Germany
ISBN: 978-3-668-15435-3

Dieses Buch bei GRIN:

http://www.grin.com/de/e-book/114868/die-moeglichkeiten-und-gefahren-der-
hypnose

Steven Winter

Die Möglichkeiten und Gefahren der Hypnose

GRIN Verlag

GRIN - Your knowledge has value

Der GRIN Verlag publiziert seit 1998 wissenschaftliche Arbeiten von Studenten, Hochschullehrern und anderen Akademikern als eBook und gedrucktes Buch. Die Verlagswebsite www.grin.com ist die ideale Plattform zur Veröffentlichung von Hausarbeiten, Abschlussarbeiten, wissenschaftlichen Aufsätzen, Dissertationen und Fachbüchern.

Besuchen Sie uns im Internet:

http://www.grin.com/

http://www.facebook.com/grincom

http://www.twitter.com/grin_com

1 – INHALTSVERZEICHNIS

2 – EINLEITUNG

2.1 ZUR WAHL MEINES THEMAS

Die Wahl eines geeigneten Themas für meine Maturarbeit war eine Herausforderung. Ich suchte nach einem Thema welches mich interessierte, und von welchem ich ausgehen konnte, dass es mich auch über längere Zeit faszinieren würde. Ein Gebiet, welches mich schon seit vielen Jahren interessierte ist der menschliche Schlaf. Der Schlaf, welchem ich anfänglich auch meine Maturarbeit widmen wollte, hat viele Phänomene und Mysterien die ich entdecken wollte. Ich hatte bereits begonnen Unterlagen zu sammeln und mich einzulesen. Während dieser Einarbeitungszeit schwand meine Motivation für diese Materie aufgrund der Notwendigkeit von tiefen naturwissenschaftlichen Hintergrundinformationen.

Deshalb entschloss ich mich das Thema zu wechseln.
Per Zufall kam ich mit Stefan Marcec ins Gespräch, der mir den Gedankenanstoss gab, über Hypnose zu schreiben. Meine Begeisterung dafür war von Beginn weg gross, da ich es – obwohl ich keinerlei Vorwissen hatte – für ein sehr interessantes Thema hielt. Der Vorteil war, dass mindestens so viele Phänomene und Mysterien vorhanden sind, jedoch weniger naturwissenschaftliche Kenntnisse benötigt werden. Dafür kamen die psychologischen und geisteswissenschaftlichen Aspekte hinzu, was meinen Interessen eher entsprach.

2.2 ZIEL UND FRAGESTELLUNG

Die meisten Menschen haben aufgrund von zweifelhaften Quellen ein negatives Bild der Hypnose. Bevor ich anfing mich intensiv mit dem Thema zu beschäftigen hatte auch ich eine falsche Ansicht über die Hypnose.
Mit dieser Arbeit möchte ich dem Leser einen spannenden, übersichtlichen Einblick in das komplexe und faszinierende Gebiet der Hypnose geben und Vorurteile durch Tatsachen ersetzen. Dies setzt eine relativ gute Kenntnis der Funktionsweise der Hypnose voraus. Diese Kenntnis habe ich im Laufe der Erstellung der Maturarbeit erworben und möchte sie nun, für den Laien verständlich, weitergeben.

Dabei leitet mich die Frage: Welche Möglichkeiten bietet die Hypnose und mit welchen Gefahren sind diese verbunden.

3 – BEGRIFFSBESTIMMUNG

Der Ausdruck Hypnose kommt aus dem griechischen *Hypnos* und wurde vom schottischen Arzt *James Braid* eingeführt. Man übersetzt *Hypnos* (griech. Gott des Schlafes) mit Schlaf. Das ist auch der Grund, weshalb dieser Begriff schon zu etlichen Missverständnissen und Verwirrungen geführt hat. Denn die Hypnose ist kein Schlaf- oder schlafähnlicher Zustand. Der tiefhypnotische Zustand kann auch als eine Trance bezeichnet werden.

Nach *Prof. Dr. med. Dietrich Langen* ist die Hypnose *„ein durch Suggestion herbeigeführter Zustand, mit einer auf die Stimme des Hypnotiseur eingeengten und unterschiedlich gesenkten Bewusstseinslage und trophotropen (den Stoffwechsel- und Ernährungszustand eines Organismus beeinflussend) vegetativen Umschaltungen."*

Hypnose ist ein altes Heilverfahren, welches schon den alten Ägyptern bekannt war. Auch der Arzt *Paracelsus* (1494-1541) empfahl die Hypnosebehandlung vor allem für Nervenerkrankungen.

Werner J. Meinhold, ein Begründer einer neuartigen Sicht der ganzheitlichen Medizin und Präsident der Internationalen Gesellschaft für Integrative Tiefenpsychologische Therapie in Hypnose und Hypnoseforschung (GTH) definiert den Begriff Hypnose wie folgt:[1]

> **Definition der Hypnose nach Werner J. Meinhold:**
> *„Die Hypnose ist ein natürlicher Bewusstseinszustand (kein Schlafzustand) mit konzentrierter bzw. eingeschränkter Vigilanzbreite und der Möglichkeit der erhöhten Bewusstseinsaufmerksamkeit bzw. Wahrnehmung in Richtung der Konzentration sowie Erweiterung des Bewusstseins auf sonst unbewusste innerseelische, geistige und körperliche Bereiche. Die Hypnose ermöglicht körperliche, seelische und geistige Leistungen, die willkürlich nicht zu erbringen sind."*
>
> ***Quelle:*** *Werner J. Meinhold, Das Grosse Handbuch der Hypnose, 1993, Seite 35*

---

[1] *Werner J. Meinhold, Das Grosse Handbuch der Hypnose, 1993, Seite 31-37*

Die seriöse Hypnose wird vor allem im medizinischen und therapeutischen Bereich angewendet, zum Beispiel bei psychosomatischen Krankheiten oder auch bei Operationen. Auch Süchte und tiefe Ängste können behandelt und oft sogar komplett geheilt werden. In der Suchtbehandlung gelingen Erfolge hauptsächlich beim Rauchen. Bei Alkoholismus und Essstörungen kann Hypnose als ergänzendes Verfahren eingesetzt werden. In der Krebstherapie eignet sich die Hypnose vor allem zur psychischen Bewältigung der Krankheit und Linderung von Nebenwirkungen einer Chemotherapie. [1]

3.3 ARTEN DER HYPNOSE

AUTOHYPNOSE bedeutet Selbsthypnose. Sie ist ein selbst herbeigeführter, oft ungewollter oder unbewusster hypnotischer Zustand, in welchem die Aufmerksamkeit auf eine bestimmte Vorstellung fixiert wird. Sie kommt beispielsweise beim langen Fahren auf der Autobahn oder beim intensiven Lesen eines spannenden Buches vor. Beim langen, monotonen Autofahren auf der Autobahn kann man leicht in einen hypnotischen Zustand geraten. Man fährt ohne zu denken, macht jedoch alles richtig. Oder man liest ein spannendes Buch derart konzentriert, dass man alles andere nicht mehr richtig wahrnimmt. Auch dies wird als hypnotischer Zustand bezeichnet. Jeder Mensch befindet sich deshalb fast täglich in einem schwachen, hypnotischen Zustand.

Die Möglichkeiten und Leistungen der Autohypnose sind ähnlich denen der Heterohypnose, setzen jedoch langes und ständiges autohypnotisches Training voraus, um deren Intensität zu erreichen. Man muss fähig sein die eigenen Gedanken soweit auszuschalten, um sich selbst in Hypnose zu versetzen.

HETEROHYPNOSE bedeutet die Herbeiführung des hypnotischen Zustands durch einen Hypnotiseur. Dieser hat die Funktion des Suggerierens und führt den Hypnotisanden (Person welche hypnotisiert werden soll) durch die 3 Stadien der Hypnose (siehe Kapitel 3.5). Die Heterohypnose ist zugleich auch eine Autohypnose, da alle Suggestionen vom Hypnotisanden autohypnotisch verarbeitet werden. Dennoch übt der Hypnotiseur grossen Einfluss auf die Intensität der hypnotischen Phänomene aus und beeinflusst die Zugänglichkeit massgebend.

Die Suggestion (lat. subgerere = unterschieben) ist ein *„ichfremder Einfluss, der bei positiver emotionaler Wechselbeziehung angenommen und autosuggestiv verarbeitet wird."*
(**Quelle:** *D. Langen, Die gestufte Aktivhypnose, 1972*)

---

[1] *Gesellschaft für klinische Hypnose Schweiz, Informationsblatt zur klinischen / medizinischen Hypnose, 2006*

Jede Kommunikation, auch ausserhalb der Hypnose, enthält suggestive Anteile. Die Suggestibilität (Beeinflussbarkeit) ist auch die Voraussetzung für die Lernfähigkeit.

Die Wirkung der Suggestion ist stark von der Aufmerksamkeit und des Vertrauens des zu Hypnotisierenden abhängig. Für eine starke, erfolgreiche Hypnose, sollte der zu Hypnotisierende die Geschehnisse sowie den Hypnotiseur akzeptieren und dulden. Diese Akzeptanz wird bei einem seriösen Hypnotiseur zuvor in mehreren Gesprächen aufgebaut.

Die Suggestionen des Hypnotiseurs sollten stets positiv sein. Er sollte keine Negationen verwenden, denn negativ gestellte Suggestionen, zum Beispiel Verbote, werden vom Hypnotisierten meistens ignoriert. Zur Verdeutlichung dieser Tatsache schauen Sie sich bitte das rechts aufgeführte Bild an. Es ist unmöglich das Schild zu ignorieren und sich keine Gedanken darüber zu machen, sobald man es angesehen hat. Genau das gleiche gilt beim Befehl „Stellen Sie sich **keinen** roten Elefanten vor!"[1]

3.4 ZIELFESTLEGUNG DER HYPNOSE

Die genauen Ziele der angewandten therapeutischen Hypnose werden vor der eigentlichen Hypnose definiert und mit dem Patienten besprochen. Diese können einen sehr breiten Umfang haben, da die Hypnose universell angewendet werden kann.

Die Wirkungen der Hypnose äussern sich in besonderen Wahrnehmungen, Veränderungen psychischer und physischer Leistungen und meditativen Erkenntnissen. Somit können alle Lebensbereiche und Erlebnisse in den Mittelpunkt gestellt und zum Ausdruck gebracht werden. [2]

[1] *Werner J. Meinhold, Das Grosse Handbuch der Hypnose, 1993, Seite 36-37*
Uwe Stocksmeier, Lehrbuch der Hypnose, 1984, Seite 21-25
[2] *Werner J. Meinhold, Das Grosse Handbuch der Hypnose, 1993, Seite 31-37*

Die gewollte Hypnose kann man in 3 Stufen unterteilen:

- Hypnoseeinleitung
- Hypnosezustand
- Rückführung aus der Hypnose

Die Stufen gehen ineinander über. Bei unbewussten, spontanen Hypnosen, wie zum Beispiel dem Autofahren auf der Autobahn, sind jedoch Unterscheidungen der Zustände nicht möglich, da es bei diesen Fällen keine direkte Hypnoseeinleitung gibt, sondern die Hypnose langsam einsetzt.

Es muss klargestellt werden, dass ein Mensch eigentlich nicht hypnotisiert wird, sondern sich immer selbst hypnotisiert. Der Hypnotiseur unterstützt den Hypnotisanden und leitet ihn in den hypnotischen Zustand. Er versucht die Person, mittels Suggestion, in einen total entspannten Zustand zu bringen, um eine Fokussierung der Aufmerksamkeit zu erzeugen, welche ganz dem Hypnotiseur gewidmet sein soll. Um die Aufmerksamkeit zu bündeln und ein Nachlassen zu verhindern benutzt der Hypnotiseur neben der verbalen Suggestion diverse Hilfsmittel, wie zum Beispiel Licht, Musik oder Bilder, sogenannte Fixationspunkte (siehe Abbildung links), auf welche der Hypnotisand sich konzentrieren soll. Der gute Hypnotiseur zeichnet sich aus, indem er verschiedene Hypnosetechniken beherrscht und je nach Verhalten des Hypnotisierten auf ihn eingeht und sein Vorgehen anpasst.

Hat die Person den hypnotischen Zustand erreicht, kann dieser für medizinische und psychotherapeutische Zwecke eingesetzt werden. Je nach Anwendung, ist ein höherer Hypnosegrad erforderlich (siehe Tabelle Kapitel 4.4)

Die Rückführung aus der Hypnose kann, wie auch bei der Einleitung, auf verschiedene Arten erreicht werden. Ein gängiges Vorgehen ist die Zählmethode, bei welcher der Hypnotiseur von 10 rückwärts zählt und dadurch sukzessive die Tiefe der Hypnose verringert, bis zum völligen Verlassen des hypnotischen Zustands.[1]

---

[1] *Werner J. Meinhold, Das Grosse Handbuch der Hypnose, 1993, Seite 35 / 194-266*

4 – DIE PHÄNOMENE

4.1 PSYCHISCHE PHÄNOMENE

In einer tiefen Heterohypnose ist der Hypnotisierte in seiner Wahrnehmung weitgehend auf den Hypnotiseur fixiert. Zudem ist die Aussenwahrnehmung durch die Sinnesorgane deutlich herabgesetzt. Dafür besteht eine erhöhte Aufmerksamkeit und Wahrnehmungsfähigkeit in Richtung einer bestimmten Konzentration.

Es ist sozusagen eine Fokussierung der Aufmerksamkeit in eine bestimmte Richtung. Je nach Tiefe des hypnotischen Zustands können Körperteile gefühllos und somit schmerz-unempfindlich werden. Es entsteht ein Zustand der Dissoziation (psychogen verursachte Auflösung von seelischen Verknüpfungen und gedanklichen Vorstellungen). [1]

4.2 PHYSISCHE PHÄNOMENE

Muskeln, welche normalerweise dem willkürlichen Nervensystem, dem Parasympathikus, unterstehen, werden nun über den Sympathikus gesteuert. Dadurch kommt es zu einer Hypotonie der Muskeln (Spannung unterhalb der Norm = Mangel an Muskelstärke und Muskelspannung in der quergestreiften Muskulatur) und zu einer Verdoppelung der Reaktionszeit. Die Hauttemperatur erhöht sich und die Kernkörpertemperatur sinkt.

Hieraus ergeben sich grundlegende körperliche und geistige Unterschiede zum Schlaf. So können beispielsweise in Hypnose schwierige Bewegungen durchgeführt und Körperhaltungen beibehalten werden. Im Gegensatz zum reaktionsarmen Schlaf besteht in der Hypnose eine spezielle Aufmerksamkeit, *„mit einem nach aussen in der Breite eingeengten, aber in erwünschte Richtungen vertieften bzw. erhöhten und nach innen erweiterten Bewusstsein."*
(**Quelle**: *Werner J. Meinhold, Das Grosse Handbuch der Hypnose, 1993*)

Die Heterohypnose ist eine Bewusstseinsebene, in welcher die vom Hypnotiseur ausgehenden Reize intensiver aufgenommen werden als andere Reize, wodurch der hypnosebezogene Reiz an Wirkung gewinnt.

Die Hypnose kann deshalb auch als dritter Bewusstseinszustand neben dem Schlaf und dem Wachsein angesehen werden. [2]

---

[1] *Bärbel & Walter Bongartz, Hypnose, 1999, Seite 10-12*
[2] *Bärbel & Walter Bongartz, Hypnose, 1999, Seite 12-13*

Abbildung:

Neben den psychischen Veränderungen treten in Hypnose auch die hier dargestellten körperlichen Veränderungen auf. Diese sind die Folgen des verringerten Erregungsniveaus des sympathischen Nervensystems in Hypnose.

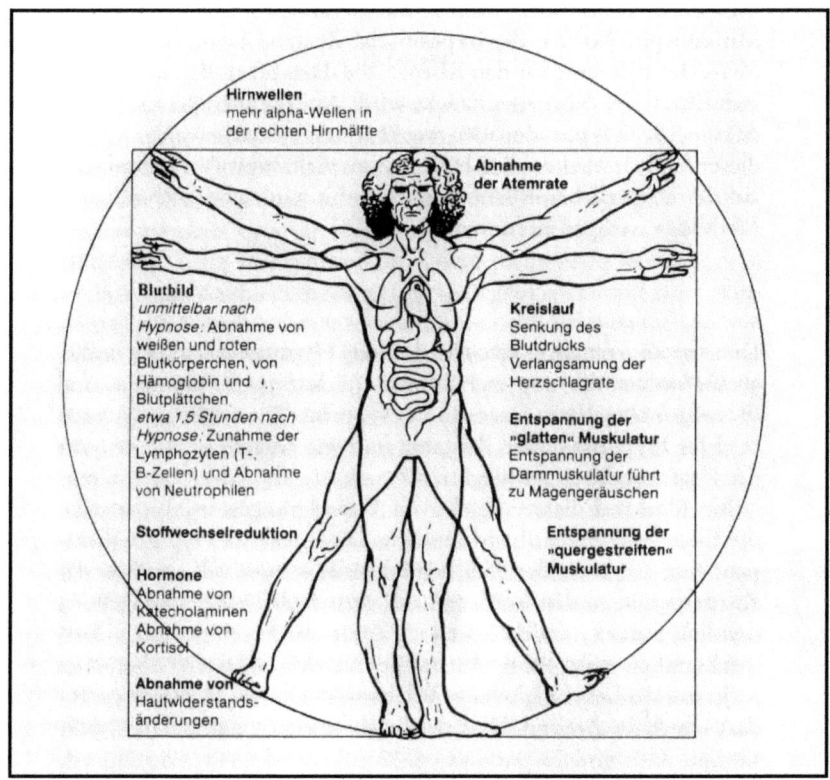

(Quelle: *Bärbel & Walter Bongartz, Hypnose, 1999, Seite 12)*
Zeichnung: Helga Friedrich

Von Menschen werden psychische und physische Leistungen erwartet. Ist die Hypnose so stark um solche Leistungen zu verbessern? Wie genau wirkt sie sich aus und in welchen Bereichen kann sie angewendet werden?

4.3.1 STEIGERUNG DER GEDÄCHTNISLEISTUNG

> *In Kalifornien wurde 1976 ein Bus mit 26 Schulkindern entführt. Der Bus-fahrer und die Kinder wurden in einem unterirdischen Verschlag in einem abgelegenen Steinbruch gefangen gehalten. Unterstützt von zwei älteren Jungen gelang es dem Busfahrer, sich mit blossen Händen aus dem un-terirdischen Gefängnis zu befreien. Eine Befragung des Busfahrers durch das FBI erbrachte keine brauchbaren Hinweise. Erst in Hypnose gelang es dem Busfahrer sich an eine Autonummer zu erinnern, die bis auf eine Zif-fer mit dem Kennzeichen des Wagens des Entführers übereinstimmte, der daraufhin gefasst werden konnte.*
>
> **Quelle:** *Klingenberger Institut für klinische Hypnose,*
> *http://www.hypnose-kikh.de/column.php?id=96&lan=de*

Hypermnesie
(griech. Mnesis = Erinnerung)
Gesteigerte Gedächtnisleistung
in Hypnose

Hier wurde über einen Fall berichtet, in welchem die Hypnose das Erinnerungsvermögen verbessert hat (Hypermnesie). Wurde dabei auch das Gedächtnis verbessert? Gedächtnis und Erinnerungsvermögen müssen klar voneinander abgegrenzt und differenziert werden. Man kann sich manchmal nicht an den Titel eines Liedes oder an einen Namen erinnern, obwohl er im Gedächtnis ist. Am nächsten Tag fällt er einem dann wieder ein, was bedeutet, dass der Name die ganze Zeit im Gedächtnis vorhanden war. Diese Unterscheidung muss auch bei der Betrachtung von Leistungen des Gedächtnisses in Hypnose berücksichtigt werden.

Zwar gibt es immer wieder Beispiele für Hypermnesie, es ist jedoch erwiesen, dass das Gedächtnis durch Hypnose nicht verbessert wird. Was jedoch möglich ist, und das zeigt der oben geschilderte Fall, ist eine Aufhebung einer Blockade, welche das Erinnerungsvermögen hemmt. Dadurch wird der Zugriff auf bereits vorhandene Informationen im Gehirn frei.
Dieses Phänomen öffnet dem amerikanischen Staat Türen bei der Befragung von Zeugen in Gerichtsprozessen. Personen neigen bei Befragung in Hypnose nämlich dazu, mehr Einzelheiten zu berichten als bei Befragung im Wachzustand. Hypnose kann sehr hilfreich

sein, um mögliche Hinweise auf Tatumstände zu erlangen, ist jedoch keine Garantie für die Richtigkeit der erinnerten Einzelheiten.

In einem weiteren Versuch wurde einer Frau ein Videobericht über einen schweren Autounfall gezeigt. In Hypnose wurde diese Frau dann mittels einer Suggestivfrage gefragt, welche Haarfarbe der Mann am Steuer hatte. Diese lautete: „Haben sie den blonden Mann am Steuer gesehen?" Ihre Antwort auf diese Frage war „Ja", obwohl diese Antwort nicht ganz korrekt war.

Durch derartige Fragen können in Hypnose Gedächtnisinhalte „erzeugt" werden, von welcher der Hypnotisierte so überzeugt ist, dass er sie beeiden würde.

Als dann der Film der Versuchsperson nochmals gezeigt wurde, war sie vollkommen verblüfft, als sie am Steuer des Autos einen völlig anderen Mann sah, nämlich mit schwarzen anstatt blonden Haaren.

Die Hypnose kann also für die Kriminalistik nützlich, aber auch sehr gefährlich sein, wenn sie zu falschen Gedächtnisinhalten führt, welche unter Umständen unschuldige Personen belasten. Das ist auch der Grund, weshalb Hypnose zur Aufdeckung von Straftaten in den meisten westlichen Staaten ausdrücklich verboten ist. In den USA jedoch ist die Hypnose als Beweismittel vor Gericht durchaus gebräuchlich. [1]

4.3.2 STEIGERUNG DER MUSKULÄREN BELASTBARKEIT

Die angebliche Steigerung der muskulären Belastbarkeit wird vor allem in der Bühnenhypnose stark zum Ausdruck gebracht. Auf der Bühne werden der Hypnose körperliche Höchstleistungen zugeschrieben. Jedoch zeigt sich zwischen Personen in einer starken Hypnose und Personen im Wachzustand kein erkennbarer Unterschied der Muskelleistung. Die Hypnose wirkt sich primär auf die Psyche des Menschen aus. Das kann durchaus physische Auswirkungen mit sich bringen. Eine Steigerung der muskulären Belastbarkeit ist dabei jedoch nicht möglich.

---

[1] Werner J. Meinhold, Das Grosse Handbuch der Hypnose, 1993, Seite 68-74 / 338-341
Bärbel & Walter Bongartz, Hypnose, 1999, Seite 12-16

Nach *Dr. L. Chertok* besteht die Technik der Hypnose *„in der Anwendung einer Anzahl objektiver Verfahren, deren Wirksamkeit in der Mehrzahl der Fälle von subjektiven Faktoren abhängt."*
(Quelle: Dr.L.Chertok – Hypnose –Theorie, Praxis und Technik, 1972)

Er hat eine Skala entworfen, in welcher man die Tiefe der hypnotischen Trance anhand von Symptomen ablesen kann. Obwohl diese Skala schon fast seit 40 Jahren besteht ist sie immer noch aktuell und anerkannt. Diese Skala hat nicht nur theoretische Bedeutung. Ein Hypnotiseur geht Schritt für Schritt vor, um die Trance des Hypnotisierten mit Hilfe weiterer Suggestionen zu vertiefen.

Tiefe	Grad	Symptome
Refraktär (Unempfänglichkeit)	0	
Hypnoid	1	
	2	Entspannung
	3	Flattern der Augenlider
	4	Schliessen der Augen
	5	vollständige physische Entspannung
Leichte Trance	6	Erstarrung der Lider
	7	Erstarrung der Gliedmassen
	10	Kataleptische Starre
	11	Anästhesie (Empfindungslosigkeit)
Mittlere Trance	13	partielle Amnesie
	15	posthypnotische Anästhesie
	17	Veränderungen der Persönlichkeit
	18	einfache posthypnotische Suggestionen
	20	Illusionen, totale Amnesie
Tiefe Trance	21	Fähigkeit in Hypnose Augen zu öffnen
	23	unlogische posthypnotische Suggestionen
	25	kompletter Somnambulismus
	26	positive optische Halluzinationen
	27	positive akustische Halluzinationen
	28	systematisierte posthypnotische Amnesien
	29	negative optische Halluzinationen
	30	negative akustische Halluzinationen, Hyperästhesie (Überempfindlichkeit für Berührungsreize, die auch schmerzhaft sein können.)

(Quelle: Arthur Ellen – Ich hypnotisierte Tausende, 1974, Seite 190)

Somnambulismus
Die Somnambulie, auch als Mondsucht (Lunatismus), das Schlafwandeln oder Nachtwandeln bezeichnet, ist ein Phänomen, bei dem der Schlafende (oder Hypnotisierte) ohne aufzuwachen aufsteht, umhergeht und teilweise auch Tätigkeiten verrichtet.

Katalepsie
Anhaltendes Verharren in einer bestimmten Körperhaltung. Meist ist dabei der Muskeltonus erhöht.

Amnesie
Bezeichnet eine Form der Gedächtnisstörung für zeitliche oder inhaltliche Erinnerungen.

5 - GRUNDLAGEN DER HYPNOSEERKLÄRUNGSMODELLE

Früher wurde die Hypnose als ein abnormer, schlafähnlicher Zustand bezeichnet. Heutzutage wird sie als dritter Bewusstseinszustand neben dem Schlaf und der Vigilanz (Wachsein) betrachtet.

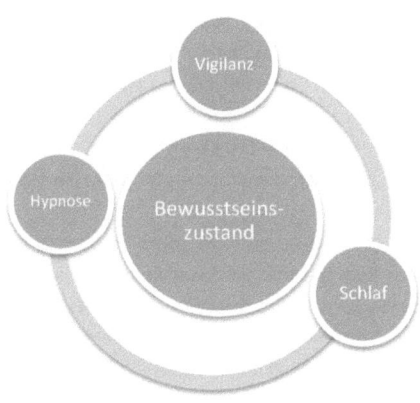

Abbildung links: Klassisches Hypnose-Modell (nach *Prof. Dr. med. Gerhard S. Barolin*).

Vor allem zwischen Vigilanz und Hypnose besteht keine scharfe Grenze, sondern es gibt fliessende Übergänge. Die Hypnose ähnelt stärker dem Wach- als dem Schlafzustand, weshalb ich die Hypnose näher beim Wachsein als beim Schlaf angeordnet habe. Deshalb kommt es auch nie zu einem 100%igen Hypnose- oder Wachzustand. In vielen alltäglichen Situationen überwiegt die Hypnose den Wachzustand, obwohl der Betroffene der Meinung ist, er sei die gesamte Zeit „wach".

Dank der Gehirnforschung und der unterstützenden Technik, konnten in den letzten Jahren extreme Fortschritte im Bereich der Hypnoseforschung gemacht werden. Trotzdem stösst man immer wieder auf Gegensätze und offene Fragen. Das Problem ist, dass man die Hypnose nur mit Hilfe von Modellen erklären kann, welche den Zusammenhang zwischen der Beschreibung von Beobachtungen und den erforschten Grundphänomenen herstellt. Solche Modelle sind in grosser Anzahl vorhanden und überschneiden sich, teilweise auch mit gegensätzlichen Informationen. Um sich ein Bild von der Funktionsweise der Hypnose machen zu können, werde ich hier zwei der wichtigsten und populärsten Modelle vorstellen.[1]

---

[1] *Werner J. Meinhold, Das grosse Buch der Hypnose, 1999, Seite* 106-110

Von geschichtlichen Hypothesen könnte man annehmen, dass davon vieles veraltet und falsch ist. Jedoch hat sich herausgestellt, dass viele dieser Hypothesen erstaunliche Aktualität und Übereinstimmungen mit naturwissenschaftlichen Ergebnissen aufzeigen.

5.1.1   FLUIDUM – UND WELLENTHEORIE

Die Fluidum- und Wellentheorie geht von einem Weltmodell aus, indem alles in einem höheren Zusammenhang verbunden ist. Somit kann Kommunikation auch ausserhalb der üblichen sinnlichen Wahrnehmungen entstehen. In der Physik würde diese Stufe Schwingungsfeldern entsprechen.

Was heute als Aberglaube abgestempelt wird, war im Mittelalter gängige Praxis. So wurden beispielsweise „medizinische" Behandlungen häufig an einem Blutstropfen oder an Haaren in Abwesenheit des Patienten vorgenommen.

Der schottische Arzt *William Maxwell* schrieb: *„Die Seele ist nicht allein in dem eigenen sichtbaren Körper, sondern auch ausserhalb des Körpers, und wird von keinem organischen Körper begrenzt. […] Von jedem Körper strömen körperliche Strahlen aus, in welchen die Seele durch ihre Gegenwart wirkt und denselben Kraft und Wirkungsfähigkeit verleiht."*

(**Quelle**: *William Maxwell, Drei Bücher der magnetischen Heilkunde, 1855*)

Die Existenz dieser Strahlen (auch Biophotonen genannt) wurde 1967 von den Biophysikern *Fritz-Alfred Popp* und *Terence Quickenden* an der Universität von West-Australien nachgewiesen. Die Wellentheorie steht stark in Verbindung zu den vom deutschen *Arzt Anton Mesmer* aufgestellten Thesen zum *Magnetismus animalis* (1776).

Die Hypnose wird in der Wellentheorie diesen Strahlen zugeschrieben, die eine Verbindung zwischen Hypnotiseur und Medium herstellen. Dazu schrieb *Heinrich Bick*, Autor des Buches *„Hypnose in der Medizin und ihre Wellentheorie"*, zu *Mesmers* Zeit: *„Die hypnotische Suggestion soll unter anderem über diese Wellen stattfinden und wird erleichtert, wenn der Hypnotisator als Sender in der Lage ist, seine Frequenz intuitiv auf die des Hypnotisanden als Empfänger abzustimmen."* [1]

---

[1] *http://de.wikipedia.org/wiki/Biophoton*
Werner J. Meinhold, Das grosse Buch der Hypnose, Seite 83-90

5.1.2 SUGGESTIONSTHEORIE

Die Suggestionstheorie geht davon aus, dass der hypnotische Zustand ausschliesslich von suggestiven Einflüssen eines Menschen auf den Hypnotisanden zustande kommt. Die Suggestionstheorie wurde erstmals vom englischen Arzt *J.Brandis* um 1814 begründet und seither von vielen anderen Ärzten aufgegriffen, verändert und weitergeführt. Der Schweizer Psychiater *Auguste Forel* (1848-1931) definierte die Suggestion wie folgt:

> **Zitat Auguste Forel:**
> *„Suggestion ist die Erzeugung einer dynamischen Veränderung am Nervensystem des Menschen durch einen anderen Menschen mittels Hervorrufung einer bewussten oder unbewussten Vorstellung, dass jene Veränderung stattfindet oder bereits stattgefunden hat oder stattfinden wird."*
>
> **Quelle:** *Werner J. Meinhold, Das grosse Handbuch der Hypnose, Seite 90*

Die meisten heute gängigen verhaltenstherapeutischen Behandlungsverfahren, wie zum Beispiel das „Neurolinguistische Programmieren" (NLP) basieren auf der Suggestionstheorie.

Neurolinguistische Programmierung
(NLP) ist Anfang der 1970er Jahre an der Universität von Kalifornien entstanden und versteht sich als Sammlung unterschiedlicher psychologischer Verfahren und Modelle, die zu einer effizienteren zwischenmenschlichen Kommunikation und Einflussnahme führen.

Quelle:
http://de.wikipedia.org/wiki/Neurolinguistische_Programmierung

Es gibt jedoch zahlreiche Phänomene der Hypnose, die sich mit der Suggestionstheorie allein nicht erklären lassen. Zudem ist es sehr gut möglich Hypnosen auch ohne Suggestion einzuleiten (zum Beispiel bei einer Autohypnose).

Die Suggestionstheorie ist deshalb als Erklärungsmodell für das Zustandekommen und den Ablauf einer Hypnose wenig hilfreich. [1]

---

[1] *Werner J. Meinhold, Das grosse Handbuch der Hypnose, Seite 90-92*

Die Beschreibung der genauen Zusammenhänge von neurobiologischen Vorgängen (im Nervensystem) und dem hypnotischen Zustand sind sehr kompliziert und würden über die Grenzen dieser Arbeit und meinen Kompetenzen hinaus gehen.

> Die **Positronen-Emissions-Tomographie** (**PET**) ist ein bildgebendes Verfahren der Nuklearmedizin, das Schnittbilder von lebenden Organismen erzeugt, indem es die Verteilung einer schwach radioaktiv markierten Substanz im Organismus sichtbar macht und damit biochemische und physiologische Vorgänge abbildet.

Vereinfacht gesagt, kann man sagen, dass die linke Gehirnhälfte in Hypnose mehr Aktivität zeigt als die rechte. Dies wurde aufgrund von diversen Positronen-Emissions-Tomographie (PET) Messungen bestätigt.

Bei einer Hypnose mittlerer Tiefe spielt das Grosshirn eine wichtige Rolle. Bei der tiefen Hypnose hingegen zeigt das limbische System erhöhte Aktivität.

Im hypnotischen Zustand können vorhandene Sinnesreize unterdrückt, verfälscht oder verstärkt werden. [1]

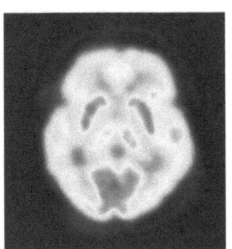

Abbildung rechts: Transaxiales Schnittbild eines menschlichen Gehirns. Die aktiven Hirnbereiche werden rot dargestellt.

Die linke Hemisphäre ist spezialisiert auf:	Die rechte Hemisphäre ist spezialisiert auf:
logisches Denken	gefühlsmässiges Denken
abstraktes Denken	konkretes Denken
Bildung von Begriffen	Anfassen und Begreifen
analytisches Arbeiten	ganzheitliches Arbeiten
Analysieren	Integrieren
Buchstaben, Zahlen	Musik, Geräusche
Schriftbilder	Farben, Gerüche
Einzelheiten, Fakten	Formen, Bilder, Gestalten
zeitliches Nacheinander	räumliches Nebeneinander
Hören, Sprechen, Schreiben und Lesen	Sehen, Fühlen, Deuten und Verstehen
Befolgung von Regeln und Anweisungen	Intuition, Kreativität

(**Quelle:** *http://www.sprachenmarkt.de/de/wissenswertes/lernen/gehirnhaelfte.html*)

---

[1] *Werner J. Meinhold, Das grosse Handbuch der Hypnose, Seite 92-100*

6 – DIE DUNKLE SEITE DER HYPNOSE

Die Hypnose ist bei vielen Menschen mit Vorurteilen und einem schlechten Ruf verbunden. In diesem Kapitel werde ich mich mit den Vorurteilen und den damit verbundenen Nebenwirkungen der Hypnose befassen und die allgemein anerkannten Tatsachen aufzeigen.

6.1   DAS ENTSTEHEN VON VORURTEILEN

Der französische Neurologe *Jean-Martin Charcot* (1825-1893), welcher die Hypnose in die medizinische Welt einführte, hat ihr keinen guten Dienst erwiesen, weil er sie mit der Hysterie in Zusammenhang brachte. *Charcot* beschäftigte sich intensiv mit der Hypnose und versuchte eine organische Ursache für das Auftreten der Hysterie zu finden. [1]

Sigmund Freud wurde 1885 bei *Charcot* in Paris auf seine Experimente aufmerksam und versuchte sich selbst in dieser Methode; seine Erfahrungen wurden zum Ausgangspunkt seiner Studien über Hysterie.

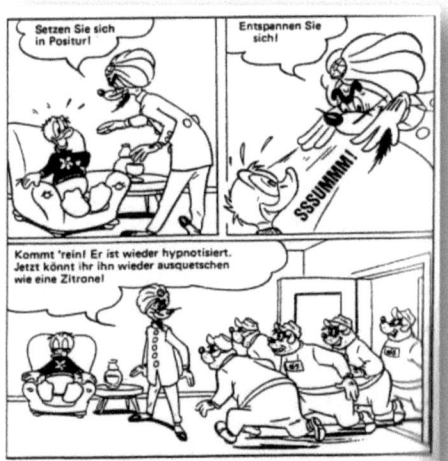

Die Hysterie war für die meisten Menschen dieser Zeit eine verachtenswerte Form der Geistesgestörtheit. Auch die Mehrheit der Ärzte lehnten die an Hysterie erkrankten Patienten ab. Stattdessen wurde die Hypnose von Jahrmarkt-Hypnotiseuren zweckentfremdet, was ihr den Ruf als eine Art Wunder-medizin oder Wahrheitsdroge eingebracht hat. [2]

Abbildung oben:
Donald Duck wird hypnotisiert, um der Panzerknackerbande Geheimnisse preiszugeben. Diese Szene zeigt deutlich in die Richtung eines gängigen Vorurteils.
*(**Quelle:** Werner J. Meinhold, Das Grosse Handbuch der Hypnose, 1993, Seite 162)*

---

[1] *http://de.wikipedia.org/wiki/Jean-Martin_Charcot*
[2] *http://www.therapies-hypnose.ch/willkommen/Hypnose/hypnose.html*
   http://www.nlpedia.de/wiki/Hypnose

6.2.1 VERLUST DES WILLENS

Die häufigsten Befürchtungen und Bedenken gegenüber der Hypnose haben mit der Vorstellung zu tun, dass die Willenskraft im hypnotischen Zustand gemindert ist, oder dass der Hypnotiseur sogar völlig die Kontrolle über Denken und Handeln des Hypnotisierten übernehmen kann. Dieses faszinierende Thema wurde oft in Literatur und Film aufgegriffen und löste bei vielen Menschen ein unbegründetes Missbehagen gegenüber der Hypnose aus.

Tatsache:
Die Hypnoseforschung hat sich mit diesem Thema intensiv beschäftigt und ist zu folgenden Erkenntnissen gekommen:
Die Hypnose als Therapieverfahren erfordert eine aktive Mitarbeit des Hypnotisierten. Ohne Vertrauen zum Hypnotiseur ist keine tiefe Hypnose und somit auch keine Veränderung des Willens möglich. Suggestionen, die der inneren Einstellung widersprechen, werden vom Unterbewusstsein normalerweise nicht angenommen oder selbst angepasst, das heisst:
Wenn ein Hypnotiseur ein Angebot macht, welches der Hypnotisierte lieber gegen eine eigene Alternative austauscht, ist das eher Ausdruck für erhöhte Flexibilität. Dieses Austauschen ist so zu verstehen: Der Hypnotiseur könnte vorschlagen mit dem Hypnotisierten an einen schönen Ort zu gehen, z.B ans Meer. Der Hypnotisierte mag das Meer jedoch nicht und macht den Gegenvorschlag, in die Berge zu fahren.

Suggestionen welche vollkommen abgelehnt werden weil sie eigenen Ansichten und Vorstellungen entgegenstehen, führen oft zu sehr abrupter Ablehnung und somit zur Beendigung des hypnotischen Zustands. Manchmal kommt es aber auch zu unerwarteten oder sogar gegensätzlichen Reaktionen.

Es konnten Versuchspersonen auch schon die Bereitschaft suggeriert werden, dem Versuchsleiter eine ätzende Säure ins Gesicht zu schütten (Versuchsleiter befand sich hinter einer Scheibe), oder eine Giftschlange anzufassen. Diese Möglichkeit der Hypnose wird auch bei der

> **Phobie**
> krankhafte, unbegründete und anhaltende Angst vor Situationen, Gegenständen, Tieren, Tätigkeiten oder Personen.

Behandlung einer Phobie, zum Beispiel einer Spinnenphobie, anwendet.

Bei einem anderen Versuch, wurde einer Frau suggeriert, dass eine Spielkarte, welche ihr überreicht wurde ein Messer sei, mit welcher sie auf Aufforderung auf umstehende Leute einzustechen hatte, was sie auch tat, weil sie erkannte, dass dadurch keine Gefahr entstand.

Mindert nun also die Hypnose die moralische Urteilskraft, so dass gewisse Leute gegen ihren Willen zu einem Verbrechen gezwungen werden können? Zur Beantwortung dieser Frage müssen weitere Aspekte hinzu gezogen werden: Als der Frau anstelle der Spielkarte ein echtes Messer überreicht wurde, verweigerte sie den Befehl. Als der Frau in der gleichen Hypnose der Auftrag suggeriert wurde ihre Kleider zu verschenken, weigerte sie sich ebenfalls und brach die Hypnose ab.

Dieses Verhalten scheint widersprüchlich zu sein.
Einerseits akzeptierte sie die Suggestion einen Mord zu simulieren, brach aber die Hypnose ab, wenn im Vergleich zu dem schweren Verbrechen ein eher geringfügiger Auftrag gegeben wurde, nämlich das Verschenken ihrer Kleidung.
Dies zeigt auf, dass es praktisch nicht möglich ist, durch Hypnose ein Verhalten zu erzwingen, welches gegen die eigenen Regeln oder Moralvorstellungen verstösst, oder wenn die Tat tatsächlich gefährlich wäre. Die Frau konnte sehr gut, auch wenn nur im Unterbewusstsein, zwischen einem angeblichen Messer, und dem richtigen Messer unterscheiden.
Man kann davon ausgehen, dass es unter Umständen durchaus zu einer anderen als der erwarteten Reaktion kommen kann.

Die Meinungen über den völligen Verlust der Urteilsfähigkeit in Hypnose gehen auch unter Hypnose-Experten weit auseinander. Die weit verbreitete Auffassung ist jedoch, dass in gewissen Ausnahmesituationen trotzdem Verbrechen erzwungen werden können.
Beispiel: Normalerweise würde niemand unter Hypnose seine eigene Mutter umbringen. Werden aber die Umstände vom Hypnotiseur dermassen verändert, dass der Hypnotisand glaubt die eigene Mutter wäre der leibhaftige Teufel, wären vermutlich einige dazu bereit sie zu ermorden.
Dazu ist aber eine extrem tiefe Hypnose, und eine starke Abhängigkeit des Hypnotisanden vom Hypnotiseur notwendig. Realistische Experimente, welche diese Art von Urteilsfähigkeit in Hypnose testen gibt es jedoch nicht, da sie ethisch nicht tragbar wären.
Doch was war mit dem Versuch, in welchem einem Mann suggeriert wurde Säure auf den Versuchsleiter zu schütten? Er konnte nicht wissen, dass sich zwischen ihm und dem Versuchsleiter eine schützende Glasscheibe befand. Die Erklärung für dieses destruktive Verhalten liegt darin, dass die Versuchsperson nicht nur auf die Suggestionen des Versuchsleiters reagiert, sondern auch die Gesamtsituation betrachtet. Die Versuchsperson beachtet nicht nur den Versuchsleiter, sondern auch seine Absichten. Sie macht sich Gedanken warum der Versuchsleiter etwas sagt, und was er mit dem Experiment bezwecken will. Anders ausgedrückt:
Die Versuchsperson bemüht sich, auch die Sichtweise des Versuchsleiters zu verstehen und wird sich überlegen, dass es definitiv nicht die Absicht des Versuchsleiters sein kann, vor Zeugen einen Mord geschehen zu lassen oder sich selbst in Gefahr zu bringen, indem er dazu auffordert ihm Säure ins Gesicht zu schütten. [1]

---

[1] *Bärbel & Walter Bongartz, Hypnose, 1999, Seite 30-34*

Fazit:

In der Hypnoseforschung geht man aufgrund der heutigen Erkenntnisse (Institut für Hypnoseforschung Berlin, 2005) davon aus, dass *„kriminelle, zerstörerische Handlungen durch Hypnose allein nicht bewirkt werden können, wenn nicht schon zuvor ein enges Abhängigkeitsverhältnis (zum Hypnotiseur) ausgenutzt wird."*
(Quelle: *http://www.hypnoseforschung-therapie.de)*

Es lassen sich Verbrechen in Hypnoseexperimenten scheinbar suggerieren, was den Verlust des Willens in Hypnose zu beweisen scheint. Doch obwohl in Hypnose, ist dem Hypnotisierten bewusst, dass er in der experimentellen Situation unter der Leitung eines verantwortlichen Versuchsleiters ist. Echte Verbrechen, die in Hypnose begonnen wurden sind kaum bekannt. Sie werden eher auf eine schon länger bestehende, schwere Abhängigkeit vom Täter zum Hypnotiseur zurückgeführt und nicht auf den Einfluss der Hypnose selbst. Präzise Voraussagen sind jedoch nicht möglich, da die Reaktionen von Hypnotisanden je nach ihrer Persönlichkeit sehr unterschiedlich ausfallen können.

Die hypnotische Suggestion ist im Allgemeinen nicht so mächtig wie ihr häufig zugeschrieben wird. Man kann in ihr den eigenen Willen praktisch nicht verlieren. Dies wurde im Buch von Bärbel und Walter Bongartz über Hypnose so zusammengefasst:

„Der Hypnotiseur ist wie ein König, der nur mit Zustimmung seiner Untertanen regieren kann, nicht aber gegen ihren Willen."

(Quelle: *Bärbel & Walter Bongartz, Hypnose, 1999, Seite 34)*

Trotzdem darf die Macht der Hypnose nicht unterschätzt werden. Kriege zum Beispiel basieren laut Werner J. Meinhold immer auf Suggestion und Hypnose:

> **Zitat Werner J. Meinhold:**
> *„Im Prinzip kann auch jeder Krieg als hypnotisch-suggestives Verbrechen angesehen werden, denn Kriege werden nur möglich, indem die betroffenen Menschen durch den meist jahrelang vorbereiteten hypnotisch-suggestiven Aufbau von politischen, völkischen oder kirchlichen Ideologien mit Alleinvertretungs- oder Höherwertigkeitsanspruch dazu gebracht werden, sich mit diesen zu identifizieren. Die derart in eine regressive Massenhypnose versetzten Menschen sind bereit, dafür zu töten und zu sterben."*
>
> **Quelle:** *Werner J. Meinhold, Das grosse Handbuch der Hypnose, Seite 338*

6.2.2 NICHT MEHR AUS DER HYPNOSE AUFWACHEN

Für einen Laien scheint die Einleitung in die, und die Rückführung aus der Hypnose allein von den Anweisungen des Hypnotiseurs abhängig zu sein.

Was würde passieren, wenn während einer Hypnose der Hypnotiseur einfach weglaufen würde? Würde dann der Hypnotisierte von alleine wieder aufwachen oder für immer in der Hypnose gefangen bleiben?

Tatsache:

In diversen Untersuchungen wurde genau dieses Szenario getestet. Der Hypnotiseur verliess nach der Einleitung, aufgrund eines angeblichen Stromausfalls, den Versuchsraum. Der Hypnotisierte wurde alleine zurückgelassen. Dieses Experiment wurde mit mehreren Versuchspersonen sowie Hypnotiseuren durchgeführt und mehrfach wiederholt.

Dabei ergab sich, dass die meisten Personen zunächst ruhig liegenblieben, dann aber nach durchschnittlich 17 Minuten die Augen öffneten und sich, wie nach einem tiefen Schlaf, streckten und sich im Raum umsahen.

Fazit:

Für das Aufwachen aus der Trance ist die Gegenwart eines Hypnotiseurs also nicht erforderlich. Es gibt keinen bekannten Fall, in welchem der Hypnotisierte nicht mehr aufwachte. [1]

6.3 DIE BÜHNENHYPNOSE

Die Bühnenhypnose, oder auch Showhypnose, ist die Ursache, dass die medizinische und therapeutische Hypnose heute stark unter ungerechtfertigten Vorurteilen leiden muss. Die Zielsetzung der Bühnenhypnose liegt in der Demonstration von möglichst spektakulärer hypnotisch suggestiver Effekte, um ein Publikum zu unterhalten. Die Bühnenhypnose scheint auch sehr schnell zu gehen: Ein Fingerschnipsen vom Hypnotiseur reicht aus, um den Beteiligten, oft auch als „Medium" bezeichnet, in Trance fallen zu lassen.

---

[1] *Bärbel & Walter Bongartz, Hypnose, 1999, Seite 27-30*

Ist das Medium in diesen Zustand geraten, geschehen die erstaunlichsten Dinge, die nur in diesem speziellen Bewusstseinszustand möglich zu sein scheinen:

Medien können sich mit entblösstem Oberkörper auf Nagelbretter oder Scherbenhaufen legen ohne eine Stich- oder Schnittwunde davon zu tragen, auch wenn sich der Hypnotiseur zusätzlich auf ihren Körper stellt.

Oder der Körper eines kleinen Mädchens wird so steif wie ein Brett, das wie eine Brücke zwischen zwei auseinander-stehende Stühle gelegt werden kann.

Sogar auf die Suggestion hin, dass eine normale, kühle Alu-Folie heiss wie glühendes Eisen sei, zeigen sich im Nachhinein starke Rötungen und sogar Blasen wie nach einer echten Verbrennung. Beim Publikum ebenfalls sehr beliebt sind Medien, die sich wie Tiere aufführen oder vor Publikum zu singen beginnen.

Diese Verhaltensmuster in der Hypnose würden nun alles wiederlegen, was ich bereits über die Beeinflussung des Willens geschrieben habe. Könnte es nicht sein, dass die Bühnenhypnotiseure über Eigenschaften oder Kräfte verfügen, die diese kaum erklärbaren Leistungen der Medien bewirken, während die Hypnosetherapeuten und –forscher diese Fähigkeiten einfach nicht besitzen?
Die Antwort liegt auf der Hand: Der Bühnenhypnotiseur verfügt nicht über übernatürliche Fähigkeiten, sondern wenn er gut ist, über Showtalent und beherrscht einige Prinzipien, die die Show erfolgreich machen. Der Erfolg der Show hängt dabei nicht davon ab, ob die Medien tatsächlich in Hypnose waren, sondern es reicht wenn das Publikum das glaubt. Die Leute, die in der Showhypnose auf einmal zu singen beginnen oder sich benehmen wie ein Huhn, stehen zu diesem Zeitpunkt unter einem enormen Druck und Stress. Die Scheinwerfer zielen ihnen ins Gesicht, mysteriöse Musik ertönt im Hintergrund und alle Zuschauer warten nur darauf, dass etwas passiert. [1]

---

[1] *Bärbel & Walter Bongartz, Hypnose, 1999, Seite 96-113*
Werner J. Meinhold, Das Grosse Handbuch der Hypnose, 1993, Seite 346-355
Video Dokumentation: BBC Exklusiv – Im Bann der Hypnose, 1999

6.3.1 EXKURS: DAS MILGRAM-EXPERIMENT

Dass ein Grossteil der Leute in solchen Momenten den Führungspersonen (in diesem Fall dem Hypnotiseur) praktisch widerstandslos ausgeliefert sind, zeigte das Milgram-Experiment.

> „Das **Milgram-Experiment** ist ein erstmals 1962 durchgeführtes psychologisches Experiment, das vom Psychologen Stanley Milgram entwickelt wurde, um die Bereitschaft durchschnittlicher Personen zu testen, autoritären Anweisungen auch dann Folge zu leisten, wenn sie in direktem Widerspruch zu ihrem Gewissen stehen."
>
> **Quelle:** *http://de.wikipedia.org/wiki/Milgram-Experiment*
>
> **Der Grundaufbau des Experiments:**
> *Zwei Personen, von denen eine in das Experiment eingeweiht ist, kommen in ein Psychologielabor der Universität von Yale, um an einem Experiment über Erinnerungsvermögen und Lernfähigkeit teilzunehmen. Durch ein manipuliertes Losverfahren wird die eingeweihte Person zum Schüler ernannt und die Versuchsperson zum Lehrer. Der Schüler nimmt in einem Nebenzimmer auf einem elektrischen Stuhl Platz und wird dort festgebunden, um angeblich starke Bewegungen während des Schocks zu verhindern. Der Versuchsleiter erklärt nun beiden, dass mit dem Versuch die Auswirkung von Strafe auf die Lernfähigkeit getestet werden soll. Dazu soll der Schüler Wortpaare lernen und wird für jeden Fehler mit Stromschlägen bestraft, wobei nach jeder falschen Antwort die Voltzahl um 15V erhöht wird. Nachdem der Lehrer einen Probeschock von 45V bekommen hat, setzt er sich in dem anderen Raum vor den Schockgenerator, an dem sich dreissig Schalter befinden mit einer Skala von 15V bis 450V. Zusätzlich befindet sich an der Skala noch eine Warnanzeige von "leichtem Schock" bis "Gefahr: Bedrohlicher Schock". Der Lehrer soll jetzt nacheinander jede Frage vorlesen und dem Schüler bei falschen Antworten einen Stromschock verabreichen, der jedesmal um 15V erhöht wird.*
>
> *Während des gesamten Experiments wird dem Schüler natürlich kein richtiger Stromschlag gegeben, wovon der Lehrer aber nichts weiss.*
> *Das wirkliche Ziel ist es nämlich, herauszufinden, wie weit die Versuchsperson, also der Lehrer, in einer konkreten, messbaren Situation geht, in der ihr befohlen wird, einem protestierenden Opfer zunehmende Qualen zuzufügen und ab wann sie sich weigert, weiterhin dem Versuchsleiter zu gehorchen.*
>
> **Quelle:** http://userpage.fu-berlin.de/~tkleber/sop1.htm, Timo Kleber, 12.1.1998
>
> **Ergebnis des Experiments:**
>
> Im Milgram-Experiment wurden ganz normale Leute dazu gebracht, gegen ihren Willen zu handeln. Trotz der Warnungen auf dem Gerät, den Schmerzensschreien und den flehenden Bitten, machten knapp 50% der Freiwilligen bis zum maximalen Level weiter. Als die Testpersonen mit den Videoaufzeichnungen konfrontiert wurden, waren sie von ihrem eigenen Verhalten schockiert. Fast alle fühlten sich dem Versuchsleiter hilflos ausgeliefert.

Das Milgram Experiment zeigt deutlich wie fügsam Leute sein können. Unter gewissen Umständen reicht oft schon ein einfacher Befehl aus um Dinge zu tun, welche man ansonsten nicht tun würde. Die Bühnenhypnose nützt genau diese Verhaltensmuster aus. Viele sind bereit bedingungslos zu gehorchen, um sich nicht zu blamieren. [1]

---

[1] *Bärbel & Walter Bongartz, Hypnose, 1999, Seite 96-113*
Werner J. Meinhold, Das Grosse Handbuch der Hypnose, 1993, Seite 346-355

6.3.2 DIE TRICKS DER BÜHNENHYPNOTISEURE

Neben dem psychologischen Druck, welcher Bühnenhypnotiseure aufbauen, benutzen sie auch eine ganze Reihe von Tricks. Diese bestehen darin, den Hypnotisierten Tätigkeiten verrichten zu lassen, von denen das Publikum nicht weiss, dass sie eigentlich von jedermann ausgeführt werden können. Wird das ganze nun mit geheimnisvoller Musik und bedeutungsvollen Gestik des Hypnotiseurs untermalt, gewinnt das Publikum den Eindruck, diese Leistungen seien nur möglich, weil das Medium in Hypnose ist.

Jedoch ist es für einen gesunden Menschen kein Problem sich 2-3 Minuten zwischen zwei Stühle zu legen. Hätte der Hypnotiseur die Versuchsperson einfach gebeten auf die Stühle zu liegen, wäre dasselbe Ergebnis dabei rausgekommen.

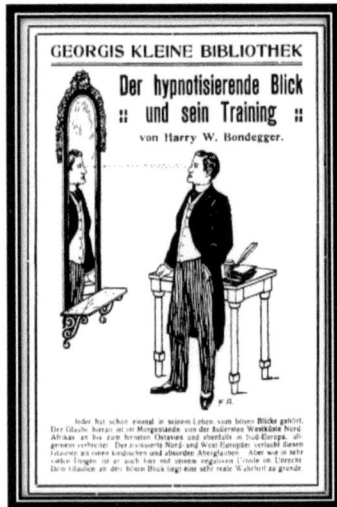

Abbildung: *Titelblatt einer Broschüre von 1920, in welcher man den „hypnotisierenden Blick" lernen kann, um die (scheinbare) Fähigkeit zu erlangen andere Menschen verblüffende Leistungen vollbringen zu lassen, oder sie zu beeinflussen.*

Auch die Demonstration mit dem Nagelbrett ist eine reine Täuschung. Legt man sich mit dem ganzen Körper auf ein Nagelbrett, verteilt sich das Körpergewicht auf alle Nägel. Je mehr davon vorhanden sind, desto weniger Gewicht resultiert auf den einzelnen Nagel, sodass im Durchschnitt ein Nagel mit nicht mehr als ca. 100 Gramm belastet wird. Bei derartig geringer Belastung kann der Nagel die Haut nicht durchdringen und wird nur als kleiner, nahezu schmerzloser Druck wahrgenommen.

Beim Scherbenhaufen, auf den sich ein entblösstes Medium legt, sind alle Scherben vorher abgeschliffen worden, so dass keinerlei Verletzungsgefahr besteht.

Das gleiche Prinzip trifft auch auf die suggerierten Brandblasen zu. Bei dieser Vorführung wird die Alufolie, welche dem Medium als glühendes Eisen suggeriert wird, zuvor mit einer chemischen Lösung behandelt, die bei Kontakt mit der Haut Rötungen und Schwellungen verursacht. Dem Hypnotiseur macht dies jedoch nichts aus, da er wie ein Magier Handschuhe trägt. [1]

---

[1] *Bärbel & Walter Bongartz, Hypnose, 1999, Seite 96-113*
Werner J. Meinhold, Das Grosse Handbuch der Hypnose, 1993, Seite 346-355

Massen, also grössere Ansammlungen von Menschen sind anders zu beurteilen als Einzelpersonen oder kleine Gruppen. Während Einzelpersonen oder kleinere Gruppen noch ihren Verstand und ihre Vernunft gebrauchen, verlieren sie oftmals diese Eigenschaften in der Masse.

Massenpsychosen wie beispielsweise bei einem Rock'n Roll Konzert sind allgemein bekannt. Massenbeeinflussung und Massenhypnose spielen in der Politik, Religion, im Sport, bei der Werbung und bei vielen anderen alltäglichen Dingen eine wichtige Rolle.

Die Masse kann immer als eine einzige Person betrachtet werden, die im Dämmerzustand alles annimmt, was ihr immer und immer wieder eingetrichtert wird. Die Tatsache, dass die breite Masse auf Suggestionen öffentlicher Art so reagiert, wie eine Einzelperson in leichter Hypnose, können somit ausgenutzt und für institutionelle Anwendungen (Sekten, Politik, Werbung, usw.) verwendet bzw. missbraucht werden.

Persönlichkeiten mit charismatischen Fähigkeiten und rednerischem Talent können solche Situationen gezielt für ihre Absichten ausnutzen. Zum Beispiel im 2. Weltkrieg nutzten Hitler und Goebbels die Massenhypnose in ausgeprägt destruktiver Weise, deren Folgen bekannt sind. [1]

---

[1] *G.Eggensberger, Hypnose – Die unheimliche Realität, 1992, Seite 102*

Es ist möglich einen Menschen zu hypnotisieren, ohne dass ihm die Hypnose bewusst ist und ohne dass das Wort „Hypnose" auch nur einmal verwendet wird, denn die Einleitung und Vertiefung der Hypnose ist nicht an eine bestimmte Technik oder Methode gebunden. Vielmehr ist es nur erforderlich, die Person die hypnotisiert werden soll in einen entspannten, passiven Zustand zu versetzen, so dass ihre ungeteilte Aufmerksamkeit dem Hypnotiseur gilt. Es ist zwar zutreffend, dass Menschen gegen Hypnoseversuche erfolgreich Widerstand leisten können, doch dazu muss der Betroffene erst wissen, dass ein solcher Versuch überhaupt stattfindet. [1]

Viele Sekten (darunter International Christian Fellowshin [ICF] oder Scientology) nutzen diese Möglichkeiten um potentielle Anhänger zu gewinnen und um Kontrolle über sie zu erlangen. Die meisten Leute realisieren dabei gar nicht, dass sie Teil einer Sekte geworden sind.

Ian Haworth ist einer von vielen, der in die Falle einer diesen Sekten geraten ist. Im Dokumentarfilm *„BBC Exklusiv – Im Bann der Hypnose"* spricht er über seine Erfahrungen, die er in der Sekte gemacht hat. Er besuchte eine dieser Sekten und war schon nach 4 Tagen bereit seinen Job zu kündigen um sein Leben vollständig der Sekte zu widmen.

> **Ian Haworth:**
> *„Wie alle Sekten verwendete die Gruppe verschiedene Techniken um unseren Geist zu kontrollieren. Wir wurden in 4 Tagen 16-mal hypnotisiert. Das ganze wurde als Meditation getarnt. […]*
> *In meinem Fall begann die Hypnose damit, dass unsere Kursleiterin uns etwas über die Farben des Regenbogens erzählte. Sie ging den Regenbogen Farbe für Farbe durch. Währenddessen merkte ich, wie ich mich immer mehr entspannte. Jede Farbe wurde mehrmals wiederholt und meine Augen wurden immer schwerer. Wir waren alle bald in einem Zustand tiefer Trance.*
> *Am Sonntag reichte es bereits wenn wir an die Farben des Regenbogens dachten. Wir waren sofort alle wieder in einer tiefen Trance."*
>
> **Quelle:** *Video Dokumentation: BBC Exklusiv – Im Bann der Hypnose, 1999*

Meiner Meinung nach, kommen hierbei die negativen und gefährlichen Auswirkungen der Hypnose am stärksten zum Ausdruck. Die Möglichkeit Leute und Massen derart zu beeinflussen, ohne dass sie sich dessen bewusst sind, ist ein Hauptangriffspunkt für Kritiker der Hypnose und ein guter Grund, warum Hypnose nur im therapeutischen oder medizinischen Bereich angewendet werden sollte.

---

[1] *Hans Ulrich Gersch, Unsichtbare Ketten, 2003, Seite 49*

Seit die Hypnose als Phänomen bekannt ist, nimmt auch die Geisteswissenschaft zu ihren Anwendungen Stellung.

Einer der Gegner der Hypnose war der österreichische Philosoph Rudolf Steiner (1861-1925), welcher die Lehre und Anwendung der Hypnose vehement ablehnte. Er betrachtete sie als einen „gefährlichen Sonderzustand".

Dazu muss angemerkt werden, dass die Bühnenhypnose, welche zu Rudolf Steiner's Zeit sehr im Trend war, das öffentliche Bild damals stark geprägt hatte, und somit wahrscheinlich auch Steiner's Meinung über die Hypnose negativ beeinflusste. [1]

Zitat Werner J. Meinhold:

„ [...] Selbst Steiner, der ohne Zweifel einer der bedeutendsten Denker des 20. Jahrhunderts war, hat leider diesen Zusammenhang [zwischen Bühnenhypnose und dem tatsächlichen hypnotischen Zustand] nicht erkannt, was deutlich macht, dass sich seine Ansichten über die Hypnose auf die damaligen spektakulären Anwendungen beziehen.

Quelle: *Werner J. Meinhold, Das grosse Buch der Hypnose, 1999, Seite 163*

Vorurteile und Abneigungen gegenüber der Hypnose stammen also nicht nur von Showhypnosen, sondern sind auch von anerkannten Philosophen wie Rudolf Steiner gebildet worden. Dies darf man jedoch Steiner nicht zum Vorwurf machen, denn die Erforschung der Hypnose wurde erst im späten 20. Jahrhundert möglich, als der Mensch begann Hirnströme zu messen. Vorher basierte die Forschung auf rein experimenteller Art und somit dürfen ihre Erkentnisse nicht derart gewichtet werden.

---

[1] *Werner J. Meinhold, Das grosse Buch der Hypnose, 1999, Seite 160-164*

7 – PERSÖNLICHE ERFAHRUNGEN

7.1   SEMINAR BEI DER SCHWEIZERISCHEN GESELLSCHAFT FÜR THERAPEUTISCHE HYPNOSE UND HYPNOSEFORSCHUNG - ERLEBNISBERICHT

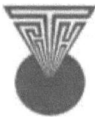

Logo GTH

Am 6. Oktober 2007 besuchte ich ein ganztägiges Seminar zum Thema „Einführung in die Hypnose". Organisiert wurde dieses Seminar von der Schweizerischen Gesellschaft für Therapeutische Hypnose und Hypnoseforschung (GTH-Schweiz). Die GTH-Schweiz befasst sich als Gesellschaft mit der Erforschung der Hypnose und ihrer therapeutischen Möglichkeiten, sowie mit der Aus-, Fort- und Weiterbildung von Hypnosetherapeuten.

7.1.1 WERNER J. MEINHOLD'S PRÄSENTATION

Das Seminar wurde vom deutschen Hypnose-Experten *Werner J. Meinhold*, Autor des Buches „Das grosse Handbuch der Hypnose", geleitet. Ziel des Seminars war, Interessenten die Hypnose näher zu bringen und für die Ausbildungskurse der GTH zu werben, welche jeder besuchen kann und keinen speziellen Schulabschluss voraussetzen. In den Kursen lernt man die verschiedenen Techniken der Hypnose anzuwenden und wie Hypnose in Verbindung mit Tiefenpsychologie verborgene Verhaltensmuster, Ängste und Wünsche bewusst machen kann. Die Teilnehmer des Seminars setzten sich aus den unterschiedlichsten Berufsgattungen zusammen, wie zum Beispiel Lehrer, Kindergärtnerinnen, Ärzte und Psychologen.

Meinhold hielt einen bemerkenswert interessanten Vortrag über die Hypnose, welcher mir den Einstieg ins Thema sehr erleichterte. Er schaffte es, in einer für Laien verständlichen Sprache, mir die Hypnose näher zu bringen und war bereit alle offenen Fragen zu beantworten.

Zum Schluss versetzte *Meinhold* eine sich freiwillig meldende Seminarteilnehmerin in eine schwache Hypnose. Ich sah zum ersten Mal die Durchführung einer Hypnose und eine hypnotisierte Person.
Ich schildere nun das Vorgehen *Meinhold's* und die Wirkung auf mich als Zuschauer:

In der Vorbereitung liess sich *Meinhold* absolut auf die Wünsche der Frau ein, indem er ihr die Wahl des Liegeplatzes überliess, und das Licht nach ihren Bedürfnissen regulierte.
Er deckte die Frau mit ihrem Einverständnis mit einer Wolldecke zu, und setzte sich hinter sie. Danach fragte er sie nach einem Platz, wo sie sich wohl fühle (= Safeplace). Folgend erklärte er ihr den Verlauf der nun beginnenden Hypnose im Detail, und dass sie sich während dieser an ihren Safeplace „begeben" würde.

Auf mich machte dies einen sehr positiven Eindruck, da er ihr seine Wertschätzung zeigte und somit das nötige Vertrauen zwischen ihnen aufbaute.
Nun begann er mit der Suggestion: er flösste ihr mittels Atemübungen eine entspannte Müdigkeit ein und suggerierte ihr einen müden Körper. Zudem benutzte er seinen Zeigefinger als eine Art Pendel, um ihre Aufmerksamkeit vollständig auf die Suggestion zu richten. Die Hypnoseeinleitung dauerte ca. 8 Minuten.

Danach versetzte er die Frau mittels einer genauen Ortsbeschreibung an den vereinbarten Safeplace. Er beschrieb das Wetter, das Licht, die Düfte und vieles mehr um die Frau geistig wirklich an diesen Ort zu versetzen.

Nach einigen Minuten Aufenthalt am Safeplace leitete *Meinhold* die Rückführung aus der Hypnose ein, dabei gebrauchte er die Zählmethode (siehe Kapitel 3.5).

Nach der Rückführung blieb die Frau noch einige Minuten ruhig liegen. Sie schien immer noch total entspannt und in Gedanken versunken zu sein. Nach weiteren 2 Minuten stand sie schliesslich auf und ging mit langsamen Schritten an ihren Platz zurück.
Als sie ihre Eindrücke schilderte sprach sie langsam und mit auffallend leiser Stimme. Sie erzählte, dass sie wirklich glaubte an ihrem Safeplace gewesen zu sein, wie in einem Traum, nur dass sie sich an jedes Detail erinnern könne.

Am 6. Februar 2008 hatte ich ein Treffen mit dem Zahnarzt *Dr. med. dent. K.* vereinbart, welcher einer der wenigen Zahnärzte in Z. ist, der Hypnose in seinen Behandlungen anwendet. Seine Adresse erhielt ich von der *Schweizerischen Ärztegesellschaft für Hypnose* (Société Médicale Suisse d'Hypnose = SMSH). Die *SMSH*, welche 1981 gegründet wurde, ist eine Vereinigung von über 500 Ärzten und Zahnärzten. Dies unterstreicht die Bedeutung der Hypnose im medizinischen und therapeutischen Bereich.

Ich wollte herausfinden wie Hypnose tatsächlich in der Praxis angewendet wird und welche Erfahrungen damit gemacht wurden. Dazu stellte sich *Dr. K.* freundlicherweise für ein Interview bereitwillig zu Verfügung, welches in seinem Büro stattfand.

7.2.1 INTERVIEW MIT DR. MED. DENT. K.

SEIT WANN WENDEN SIE HYPNOSE AN?

Seit 1995.

WIE KAMEN SIE ZUM ENTSCHLUSS HYPNOSE IN IHRER PRAXIS ZU VERWENDEN?

Mein Onkel, welcher ebenfalls Zahnarzt war, wendete bereits Hypnose an. Als sein Nachfolger, übernahm ich mit seiner Praxis auch gleichzeitig seine Patienten, was mich dazu bewegte Kurse zur Hypnose zu belegen. Ich würde heute nicht mehr auf Hypnose verzichten.

WENN IHR ONKEL BEREITS HYPNOSE ANGEWENDET HAT, IST HYPNOSE SCHON SEIT LÄNGEREM IN DER DENTALMEDIZIN GEBRÄUCHLICH?

Die *schweizerische Ärztegesellschaft für Hypnose* (SMSH) wurde 1981 gegründet. Spätestens ab diesem Zeitpunkt wurde die Hypnose regelmässig für dentale Behandlungen genutzt.

WELCHE HYPNOSE-SPEZIFISCHEN AUSBILDUNGEN HABEN SIE GEMACHT, UND WO?

Ich absolvierte anfänglich bei der SMSH ein 6-tägiges Seminar, gefolgt von weiteren Kursen, die ganze Ausbildung erstreckt sich jedoch über einen Zeitraum von etwa 3 Jahren. Ausserdem besuche ich nun jedes Jahr Weiterbildungskurse.

Bei circa 5-10%. Die Patienten kommen vor allem auf mich zu, weil sie wissen, dass ich Hypnose anwende. Sie haben dann aber oft falsche Vorstellungen davon, weil sie denken die Hypnose wirke als eine Art Narkose. Es gibt auch Fälle bei denen ich die Hypnose vorschlage.

WAS BEZWECKEN SIE MIT DER HYPNOSE?

Ich wende Hypnose an, um den Patienten die Angst zu nehmen. Viele Leute haben Angst vor der Spritze und verkrampfen sich, was kontraproduktiv ist. Ich wende Hypnose aber auch zur Aufhebung des Brechreizes an, wobei dies deutlich schwieriger ist. Es ist möglich, den Schmerz bei einzelnen Körperteilen abzuschalten, dies setzt jedoch eine lange Vorbereitung und eine Hypnoseeinleitung von ungefähr zwei Stunden voraus. Ein Kollege von mir in Basel arbeitet sogar bei der Entfernung der Weisheitszähne mit Hypnose und verzichtet dabei auf jegliche Narkosen. Bei meinen Behandlungen sind die Patienten geistig anwesend, hören auch alle Geräusche. Jedoch ist alles ein bisschen gedämpft, sie befinden sich wie an einem anderen Ort.

WIE BRINGEN SIE IHRE PATIENTEN IN DEN HYPNOTISCHEN ZUSTAND?

Das läuft meistens so ab, dass sich die Patienten bequem auf dem Zahnarztstuhl hinlegen und ich dann mit ihnen das Gespräch suche. Es ist sehr wichtig, dass ich zu ihnen ein gutes Verhältnis aufbauen kann, damit der Patient sich sicher fühlt und das Vertrauen zu mir gewinnt. Dabei frage ich den Patienten auch nach einem Ort wo er sich wohl fühlt, einem sogenannten Safeplace. Für viele Leute ist das ein Strand am Meer. Den Behandlungsraum parfümiere ich je nach Safeplace mit einem anderen Duft, damit es nicht so nach Zahnarztpraxis riecht. Ebenfalls verwende ich entspannende Musik im Hintergrund. Ich beginne dann dem Patienten das Gewicht in seinen Füssen zu verdeutlichen. Dasselbe mache ich dann bei den Beinen und dem Rest des Körpers. Es ist wie eine Reise durch den Körper. Danach folgen Atemübungen, bei welchen der Patient sich beim Ausatmen kontinuierlich schwerer fühlen soll. Dann soll der Patient sich vorstellen er befinde sich auf einem Hügel mit einer weissen Treppe, und dass er bei jedem Ausatmen einen Tritt hinuntersteigt und noch ein wenig schwerer wird. Nachdem ich den Patienten die Treppe hinuntergeführt habe, geht er zu diesem Safeplace, wo er während der ganzen Behandlung bleiben wird.
Bis der Patient den nötigen hypnotischen Zustand erreicht hat dauert es ungefähr 15 Minuten.

KANN DIE SPRITZE UND DER DABEI VERURSACHTE SCHMERZ NICHT ZUR AUFLÖSUNG DER HYPNOSE FÜHREN?

Nein, ich versuche immer so zu spritzen, dass der Patient davon kaum etwas bemerkt. Wenn der Patient dabei sehr entspannt ist, spürt er dies auch weniger. Die Schmerzempfindung ist schon ein wenig reduziert.

HABEN SIE EINE GEWISSE KONTROLLE ÜBER DEN PATIENTEN?

Der Patient kann immer selbst mitbestimmen wie tief er die Hypnose zulassen will. Ist er am Safeplace angekommen, lasse ich ihm sehr viele Freiheiten was er tun möchte. Es ist ihm selbst überlassen ob er nun ins Meer gehen, oder einfach am Strand spazieren möchte. Man muss ganz klar die medizinische Hypnose von der Showhypnose unterscheiden. Trotzdem hat man eine gewisse Macht über den Patienten. Deswegen gehört die Hypnose ausschliesslich in die Hände von speziell ausgebildeten Ärzten und Therapeuten.

ERINNERN SICH DIE PATIENTEN NACHHER AN DEN ABLAUF DER BEHANDLUNG?

Nein, meistens nicht. Viele von ihnen verlieren während der Hypnose auch das Zeitgefühl und sind überrascht, dass die Behandlung schon vorbei ist. Das hängt jedoch auch von der Tiefe der Trance ab.

WIE ERKENNEN SIE DIE TIEFE DER HYPNOSE?

Hauptsächlich am Rhythmus des Atems. Je langsamer der Patient atmet, desto tiefer ist normalerweise die Hypnose. Wenn jemand Angst hat, ist der Atem flach.

7.2.2 FAZIT DES INTERVIEWS

Das Interview verlief aus meiner Sicht sehr gut. Es war sehr aufschlussreich einen Einblick in die ärztliche Betrachtungsweise der Hypnose zu erhalten. Durch das Interview konnte ich viel Neues erfahren und bereits erworbenes Wissen wurde bestätigt.

Dr. K. machte auf mich einen sehr seriösen Eindruck und beeindruckte durch sein breites Fachwissen. Man merkte sehr gut, dass er viel Erfahrung mit der Anwendung der Hypnose hat. Das Interview dauerte 30 Minuten und war für mich eine sehr gute Erfahrung und wertvolle Bereicherung meiner bisherigen Studien.

7.3 HYPNOSE – ICH ALS HYPNOTISIERTER

7.3.1 VERLAUF

Nach dem ausführlichen Interview zeigte mir *Dr. K.* sein Behandlungszimmer, wo er hypnotisiert und die dentalen Behandlungen durchführt. Ebenso zeigte er mir seine grosse CD-Sammlung, die er als Hintergrundmusik während der Hypnose verwendet. Seine Sammlung reichte von ruhiger Meditationsmusik bis zu Mozart und Bach.

Seit ich mich mit Hypnose beschäftigte, verspürte ich den Wunsch eine Hypnose auch einmal an mir selbst erfahren zu können. So fragte ich ihn spontan, ob er Zeit hätte eine Hypnose an mir anzuwenden. Freundlicherweise war er gerne dazu bereit und bat mich auf dem Behandlungsstuhl Platz zu nehmen, welcher kein gewöhnlicher Zahnarztstuhl war: Von Beginn weg fiel mir auf, dass die Sitzfläche sowie die Kopfstütze angenehm gepolstert waren. *Dr. K.* legte eine CD mit entspannender Musik ein und fragte mich nach einem Safeplace, welchen ich in Hypnose gerne besuchen würde. Ich wählte meinen Lieblingsferienort Arosa während der Wintersaison.
Nun begann *Dr. K.* mit der Hypnoseeinleitung, in welcher er mir suggerierte, dass meine Körperteile sehr schwer seien, und dass ich eine angenehme Müdigkeit empfinde.

Die Hypnoseeinleitung verlief praktisch identisch, wie diejenige von *Werner J. Meinhold,* während des bereits beschriebenen GTH-Seminars (siehe 7.1). Meine Befürchtungen, ich könnte mich nicht richtig auf die Suggestionen eines Hypnotiseurs einlassen, erwiesen sich als falsch. Ich hatte keine Mühe meine Gedanken soweit „abzuschalten", so dass ich die beruhigenden Suggestionen auf mich einwirken lassen konnte. Es ging nicht lange bis ich einen total entspannten Zustand erreichte und die Augen schloss. *Dr. K.* suggerierte mir nun die Vorstellung, ich sei auf einem kleinen Hügel und schaue auf den mit Schnee bedeckten See von Arosa hinunter. Er wies mich an, diesen Hügel hinunter zu steigen und bei jedem Schritt würde ich noch etwas müder und schwerer.

Es folgten detailreiche Naturbeschreibungen. Als *Dr. K.* das Glitzern des Schnees beschrieb, hatte ich das Gefühl er benützte eine Art Lampe, die er in diesem Moment erhellte, um diesen Natureindruck zu verstärken. Nach einiger Zeit leitete *Dr. K.* schliesslich die Rückführung aus der Hypnose ein: er suggerierte mir, ich solle den vorher hinuntergestiegenen Hügel langsam wieder hinaufgehen und dabei wieder in den Wachzustand eintreten.

7.3.2 MEINE GEFÜHLE WÄHREND DER HYPNOSE

Ich war von Anfang an sehr entspannt und liess mich vollständig auf *Dr. K.* ein. Dies hatte zur Folge, dass ich seinen Suggestionen sehr gut folgen und mir den „Kurzaufenthalt" in Arosa sehr lebhaft vorstellen konnte. Ich war mir jedoch jederzeit bewusst, dass ich mich in einer Zahnarztpraxis befand. Andererseits war auch die Empfindung mich gleichzeitig in Arosa zu befinden dermassen real, dass ich sogar die Kälte des Winters spürte. Ich bin mir im Klaren, dass dies nur eine sehr leichte Hypnose war. Trotzdem empfand ich es als sehr aufregend. Besonders die Wahrnehmung der Kälte empfand ich als ein äusserst interessantes Phänomen.

8 – NACHWORT

Nach dem intensiven Beschäftigen mit dem Thema Hypnose, besitze ich nun breite Kenntnisse über ihre Hintergründe, Phänomene und Anwendungsgebiete. Ich bin mir vollkommen im Klaren, dass ich bei weitem nicht alles Erlernte über dieses sehr komplexe Thema zu Papier bringen konnte. Es war mir nicht immer möglich alle untersuchten Aspekte erschöpfend zu behandeln. Einige Punkte musste ich unberührt lassen, weil es sonst den Rahmen dieser Maturarbeit gesprengt hätte.

Ich hoffe jedoch genug darüber ausgesagt zu haben, um das sehr breite Gebiet der Hypnose dem Leser näher zu bringen sowie eine eventuell negative Einstellung ihr gegenüber zu verändern. Ich hoffe, die Überzeugung geweckt zu haben, dass die therapeutische Hypnose klar von den Missbräuchen (Massenhypnose, Sekten, Bühnenhypnose) getrennt werden muss, beziehungsweise, dass Hypnose ausschliesslich zu seriösen Zwecken gebraucht werden sollte.

Zusammenfassend bietet die Hypnose viele positive Möglichkeiten, welche besonders im medizinischen und therapeutischen Bereich vielen leidenden Patienten zu Gute kommen. Zudem ist der hypnotische Zustand ein Phänomen, welches alle Menschen das ganze Leben hindurch – meist unbewusst – begleitet.

Rückblickend kann ich sagen, dass es mir Spass gemacht hat ein solches Thema von Beginn weg aufzurollen, zu erfahren und weiterzugeben. Besonders dank der Hypnose mit Dr. K. konnte ich völlig neue Erfahrungen machen.

Zum Schluss möchte ich allen Personen, welche mir bei meiner Maturarbeit geholfen und beigestanden haben herzlichst danken. Das wären namentlich:

- Meinem Betreuer **Stefan Marcec** für die Unterstützung und die zahlreich vermittelten Ideen.
- **Dr. med. dent. K.** für das ausgiebige und wertvolle Interview, sowie die Chance eine Hypnose am eigenen Leibe zu erfahren.
- Meinen Eltern, **Ruth und Freddy Winter**, die mir zu jeder Zeit beigestanden sind und mich mit allen nötigen Mitteln unterstützt haben.
- **Claudia Manzini-Egger** der GTH Schweiz, die es mir ermöglichte sehr günstig an Werner J. Meinhold's Seminar teilzunehmen.
- **Werner J. Meinhold** der mir zu einem Spezialpreis sein Buch „Das grosse Handbuch der Hypnose" verkaufte.
- Meinem Kollegen **Marc Huber** und der **Gysin AG** für die Unterstützung in drucktechnischer Hinsicht und aktiven Mithilfe bei der Kreation des Deckblattes.

9 – QUELLENVERZEICHNIS

9.1   BÜCHER

Arthur Ellen. (1974). Ich hypnotisierte Tausende
Genf: Ramon F. Keller Verlag

Bärbel und Walter Bongartz. (1999). Hypnose – Wie sie wirkt und wem sie hilft
Hamburg: Rowohlt Taschenbuch Verlag

Dr. L. Chertok. (1972). Hypnose –Theorie, Praxis und Technik
Genf: Ramon F. Keller Verlag

D. Langen. (1972). Die gestufte Aktivhypnose
Stuttgart: Springer Vienna

G. Eggensberger. (1992). Hypnose - Die unheimliche Realität
Wien: Perlen-Reihe

Uwe Stockmeier. (1984). Lehrbuch der Hypnose
Basel: Karger Verlag

Werner J. Meinhold. (1993). Das Grosse Handbuch der Hypnose
München: Heinrich Hugendubel Verlag

William Maxwell. (1855). Drei Bücher der magnetischen Heilkunde
Bielefeld : J. Kamphausen Verlag

BILDER

Seite 9, Körperliche Veränderungen in Hypnose
Bärbel & Walter Bongartz, Hypnose, 1999, Seite 12

Seite 16, PET
http://de.wikipedia.org/wiki/Bild:PET-image.jpg

Seite 21, Bühnenhypnose
http://www.hypnoselernen.de/showman.png

Seite 22, Bühnenhypnose
http://www.hypnose-kikh.de/uploads/abb9_230.jpg

9.2 INTERNET

Unbekannter Autor, 2008, Jean-Martin Charcot:
http://de.wikipedia.org/wiki/Jean-Martin_Charcot, 12. Januar 2008

Unbekannter Autor, 2007, Hypnose
http://www.nlpedia.de/wiki/Hypnose, 16. Januar 2008

Unbekannter Autor, Unbekanntes Datum, Hypnose
http://www.hypnoseforschung-therapie.de, 22. Dezember 2007

Timo Kleber, 1998, Das Milgram Experiment
http://userpage.fu-berlin.de/~tkleber/sop1.htm, 9. Februar 2008

Unbekannter Autor, 2007, Milgram-Experiment
http://de.wikipedia.org/wiki/Milgram-Experiment, 16. Januar 2008

Unbekannter Autor, 2007, Biophoton
http://de.wikipedia.org/wiki/Biophoton, 15. Januar 2008

Unbekannter Autor, 2002, Was ist Hypnose?
http://www.therapies-hypnose.ch/willkommen/Hypnose/hypnose.html, 17. Dezember 2007

Klingenberger Institut für klinische Hypnose, 2007, Abgrenzung gegen Bewusstseinszustände
http://www.hypnose-kikh.de/column.php?id=96&lan=de, 22. Dezember 2007

Unbekannter Autor, 2007, Neurolinguistische Programmierung
http://de.wikipedia.org/wiki/Neurolinguistische_Programmierung, 10. Dezember 2007

Unbekannter Autor, Unbekanntes Datum, Modell der zwei Gehirnhälften
http://www.sprachenmarkt.de/de/wissenswertes/lernen/gehirnhaelfte.html,1.Februar 2008

Hans Ulrich Gersch, 2003, Unsichtbare Ketten
http://www.janvonberg.com/pdfs/unsichtbare_ketten.pdf, 5. Februar 2008

9.3 VIDEO

BBC Exklusiv, 1999
Im Bann der Hypnose

INTERVIEWPARTNER

Dr. med. dent. K.

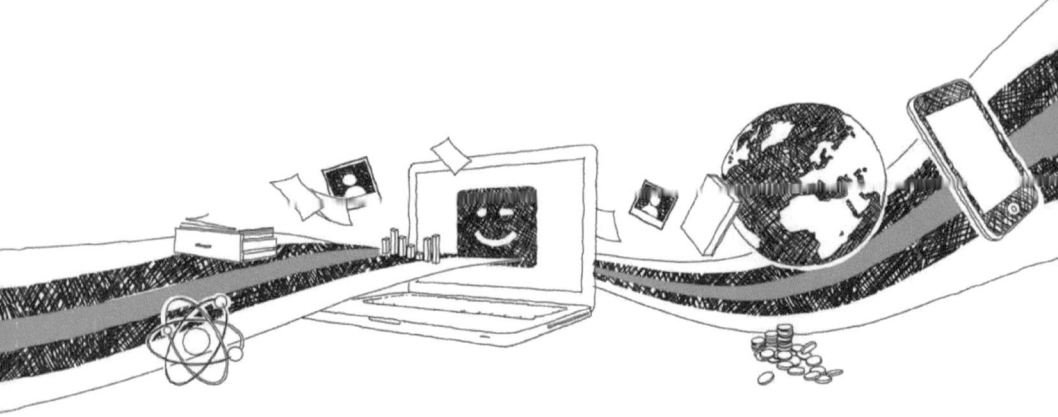
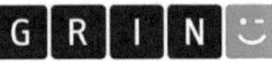